De l'Hydrosudopathie.

e ji

DE L'HYDROSUDOPATHIE,

OU

NOUVEAU MOYEN

D'ENTRETENIR SA SANTÉ,

ET DE GUÉRIR,

A L'AIDE DE L'EAU FROIDE ET DE LA TRANSPIRATION,

LE CHOLÉRA, LA GRIPPE,

La goutte, le cancer, les hémorroïdes, les rhumatismes, les maladies de peau, etc., etc.

De l'emploi simultané des bains froids et de la transpiration, naît la santé; de celui des bains froids et des frictions humides, naît la force : ce sont les moyens curatifs et hygiéniques les plus puissants de la nature. (Page 25.)

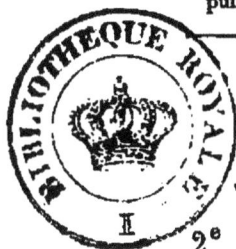

2e ÉDITION.

PARIS.

MANSUT FILS, LIBRAIRE,

RUE DES MATHURINS SAINT-JACQUES, 17.

1838.

Bordeaux, R. TEYCHENEY, Imp.-Libr., cours de l'Intendance, 56.

L'HYDROSUDOPATHIE est fort appréciée dans le nord de l'Allemagne, où elle a pris naissance, et où, depuis une dizaine d'années, elle exerce l'influence la plus salutaire. En important en France cette utile découverte, c'est-à-dire, en appelant sur elle l'attention publique, nous n'avons qu'une seule pensée : celle d'être *utile* à nos compatriotes.

L'homme estimable auquel nous la devons, est parvenu à traiter, avec le plus grand succès, les maladies les plus opiniâtres, au moyen de l'eau froide et de la transpiration ; et c'est ainsi que sans le secours d'aucun médicament, nous avons été guéri nous-même, dans l'hiver de 1836 à 1837, d'une maladie chronique qui avait résisté pendant de longues années à tous les efforts de la médecine ordinaire.

L'eau froide, sous le rapport hygiénique, mérite aussi, à un haut degré, l'attention des familles ; et si l'emploi que nous continuons d'en faire pouvait être à leurs yeux de quelque poids, nous leur dirions que l'*eau* est devenue notre seule boisson et que c'est aussi dans l'eau froide que, matin et soir, nous nous frictionnons de la tête aux pieds. Nous avons donc renoncé aux bains chauds, à la flanelle, qui est prohibée à Graefenberg, aux boissons spiritueuses, au thé, au café et enfin à tout ce qui est en dehors du régime de cet établissement ; régime que la reconnaissance nous impose et imposera toujours à ceux qui, comme nous, en auront ressenti les bienfaits.

On croit communément que de se mouiller la tête peut faire tomber les cheveux : c'est une grande erreur, car nous pouvons dire avec vérité que, depuis 18 mois que nous suivons le régime aqueux, nos cheveux se sont au contraire fortifiés.

.Lorsque dans le cours de cette notice, nous viendrons à parler de l'usage établi à Graefenberg de se plonger le corps tout ruisselant de sueur, dans un grand bassin d'eau vive, nos lecteurs seront d'abord portés à croire cet usage pernicieux; mais s'ils veulent bien réfléchir qu'ici les organes de la peau sont les seuls affectés et que la transpiration ne provient ni d'agitation ni de fatigue, ils seront rassurés sur les suites de cette action inaccoutumée.

Ressérés comme nous le sommes dans les bornes étroites d'une feuille d'impression, nous ne pouvons donner ici, comme nous l'aurions désiré, l'exposé de toutes les cures qui se sont opérées sous nos yeux pendant notre séjour à Graefenberg; d'un autre côté, étrangers aux sciences médicales, et nous pourrions dire à l'art d'écrire, nous n'avons pu que remplir un devoir, que frayer le chemin, qu'indiquer enfin la route aux nombreuses capacités dont la France s'honore. Celles qui voudraient entreprendre l'étude de ce nouveau mode de traitement et le mettre en lumière, trouveront à Graefenberg une terre vierge et féconde en résultats.

En attendant que cette nouvelle doctrine soit mieux étudiée, nous engageons nos lecteurs, dans l'intérêt de la France et de l'humanité tout entière, non-seulement à tenter des essais, même sur les animaux domestiques, mais encore à vouloir bien en adresser les résultats, dûment constatés et *franco*, à la librairie de M. Mansut, afin que nous puissions les faire connaître dans nos prochaines publications sur l'hydrosudopathie.

I.

Origine de l'Hydrosudopathie.

Nous sommes dans un siècle où sur tous les points du globe l'esprit d'observation se déploie, enfante des prodiges, invente, scrute la nature et ajoute chaque année de nouveaux anneaux à la chaîne déjà si brillante des connaissances humaines. Il n'est pas jusqu'aux hautes montagnes de la Silésie qui ne puissent se glorifier d'avoir donné le jour à l'un de ces hommes qui honorent le sol qui les a vu naître, et jettent au loin une clarté nouvelle, dont la science et l'humanité profitent. — Tel est le vertueux V. Priessnitz, qui nacquit, le 4 septembre 1799, dans un des vallons escarpés du Hirschbadkamm. Doué d'un talent rare d'observation, d'un tact et d'une pénétration peu commune, il fixa sur lui de bonne heure l'attention publique. Il était à peine dans l'adolescence lorsqu'il entendit dire que de bouchonner les pieds des chevaux avec de l'eau froide dans les cas d'entorse, de contusion, de tumeur, d'induration, etc., c'était travailler à leur guérison. Il vérifia le fait et une fois convaincu de l'efficacité de ce moyen sur les chevaux, il en fit l'application aux autres animaux domestiques. — Le succès lui donna du courage : des animaux il passa aux hommes et réussit à les guérir de maladies analogues, à l'aide de frictions et de compresses humides. Ces premiers résultats décidèrent de sa vocation. Dès-lors, il crut voir dans l'eau une panacée universelle, dont l'application seule offrait des difficultés, que le temps pourrait lui applanir.

Un terrible accident, qui fit un moment désespérer de sa vie, le rendit bientôt lui-même l'objet de ses propres investigations : un cheval fougueux, en 1816, lui imprima ses fers sur la figure et le bras gauche, et lui brisa deux côtes. Les chirurgiens appelés avaient en vain cherché à les lui remettre, les efforts et les inspirations de ce jeune homme furent plus heureux et, s'appuyant le ventre contre l'angle d'une chaise, en retenant sa respiration, il les obligea à reprendre leur place ordinaire. Ce premier résultat obtenu, il plaça à nu, autour de son corps, un essuie-main mouillé, but de l'eau en abondance et au bout de dix jours il fut en état de sortir, bien qu'obligé de cesser ses occupations qu'il ne put effectivement reprendre que plusd'une année après. — On dirait que la Providence, qui le destinait à rendre aux hommes les plus importants services, ne le faisait passer par de si rudes épreuves que pour mieux lui faire apercevoir les ressources qu'il avait en lui-même et l'excellence des moyens qu'elle confiait à sa sagacité.

Sa propre guérison fit du bruit dans la contrée ; car les chirurgiens qui n'avaient pu réussir, ne laissèrent pas que de manifester tout haut leur admiration pour le moyen ingénieux, avec lequel le jeune Priessnitz avait éloigné de lui la mort qui s'en approchait à grand pas. — Dès-lors, on le considéra dans la contrée comme visiblement protégé du ciel. La confiance dût s'en accroître ; aussi de toute part on venait demander ses conseils. Sa maison devenait trop petite pour contenir la foule qui chaque jour s'y pressait. Il profita habilement de cette disposition des esprits pour étendre la sphère de son activité et tenter de nouveaux essais à l'aide de son *arcane mystérieux* ; ainsi le voulaient les montagnards qui pensaient que l'eau n'avait aucune vertu par elle-même, mais bien plutôt les frictions que faisait le jeune homme, peut-être ses prières ou mieux encore quelques paroles magiques prononcées en secret : telle est la tendance au merveilleux et partout le dédain pour les choses communes.

Il ne traitait encore que les maladies externes, la goutte et les rhumatismes, que déjà la jalousie et le fanatisme lui suscitèrent des ennemis. Les médecins, les vétérinaires et leurs adhérents s'armèrent contre lui et finirent par porter des plaintes aux autorités. MM. les curés déclamèrent et lancèrent des anathèmes du haut de la chaire contre l'art diabolique du jeune Priessnitz, qui n'opposa jamais à ses ennemis d'autre bouclier que ses nombreuses cures, son désintéressement et la charité la plus exemplaire. — Mais, si le clergé a depuis long-temps cessé de lui être hostile, a reconnu son erreur, et est devenu son plus chaud partisan, il n'en a pas été ainsi des gens de l'art. Ceux-ci, pendant treize ans, n'ont cessé de l'attaquer, de le dénoncer comme pratiquant la médecine et l'art vétérinaire d'une manière illicite et dangereuse. Il s'en est suivi plusieurs enquêtes qui toutes ont tourné à l'avantage et à la gloire de M. Priessnitz, qui a obtenu enfin, en 1830, l'autorisation, tant désirée des amis de l'humanité, d'avoir chez lui un établissement de bains froids et d'y traiter les malades au moyen de l'eau froide seulement. — Depuis lors M. Priessnitz est non seulement en paix avec tout le monde, mais encore il recueille le fruit de ses généreux et constants efforts. — Il est arrivé, dans sa 37e année, sans être pour ainsi dire sorti de son vallon, à l'apogée de sa gloire, au point culminant de la considération. Les princes et les grands de l'Allemagne viennent le visiter; les gazettes sont remplies de son nom; les poètes chantent ses louanges, portent aux nues son système; les auteurs font des brochures dont les éditions se succèdent; ses portraits, les vues de son vallon, se vendent dans toutes les grandes villes de l'Allemagne et la foule des malades va toujours croissant.

Cet état prospère, est le fruit de vingt années de persévérance, de travaux et la conséquence peut-être de ces cruelles blessures dont il portera toute sa vie les stigmates. Quoique son éducation se soit faite dans les montagnes, en hersant son sillon, en menant paître au champ son troupeau, son extérieur n'a rien d'agreste non plus que son langage; ses manières sont agréables et pleines de politesse. — Sa femme, comme lui, en contact journalier avec des personnes bien élevées, en a la grace, l'amabilité et ses enfants sont tenus avec beaucoup de décence et grandissent au milieu de la société, dont ils font le charme.

II.

Graefenberg, sa situation, son établissement Hydro-sudopathique.

Graefenberg dont le nom retentit aujourd'hui dans toute l'Allemagne, est situé, 1800 pieds au-dessus du niveau de la mer, dans un des vallons escarpés du Hirschbadkamm, l'une des hautes sommités de la Silésie Autrichienne, 600 pieds plus haut que la petite ville de Freiwaldau qui gît à sa base; et à une égale distance, 5 meilen environ, des deux forteresses prussiennes Glatz et Neisse.* — De ce hameau de 17 feux, dont les premiers habitants ne remontent qu'à la génération qui s'éteint, la vue s'étend sur un cercle de hautes montagnes où paissent le cerf et le chevreuil et plane tout à la fois sur Freiwaldau et l'étroite et fertile vallée de la Bielau, rivière qui jadis chariait au loin, sans fruit pour l'humanité, les eaux bienfaisantes du vallon de ce nouvel Hippocrate, qui vient au XIXe siècle modifier notre régime, reformer la médecine, lui montrer qu'elle s'égare

---

* La voie la plus facile pour se rendre à Graefenberg, venant de la France, serait de passer par Berlin, Breslau et Neisse.

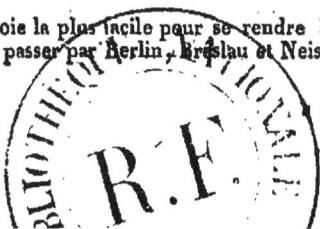

et prouver par les faits les moins irrécusables que ce n'est pas en affaiblissant, mais en fortifiant les malades qu'on parvient à les délivrer de leurs maux..

Nous avons vu plus haut comment, dès son adolescence, il était parvenu à s'assurer de la vertu de l'eau et à s'en servir avec succès pour combattre les maladies des hommes et des animaux.

Si nous ne l'avons pas suivi dans toutes ses expériences, c'est parce que nous avons pressé de montrer l'ensemble de ses résultats et de faire connaître une découverte, peut-être la plus importante qui ait été faite au profit de l'humanité. — On ne sait ce qu'on doit le plus admirer de ce précieux mode de traitement ou de la persévérance avec laquelle il a été conduit. Bien peu d'hommes nous semblent capables de poursuivre pendant vingt ans une seule idée; de la soumettre de mille manières différentes au creuset de l'expérience, et d'en faire sortir un plus beau faisceau de preuves en faveur de son utilité.

C'est au milieu de sa fertile exploitation rurale, située dans la partie supérieure du vallon, que M. Priessnitz a successivement fait construire, ces années passées, trois grandes maisons pour y recevoir et traiter les malades. Si l'arrangement intérieur laisse encore beaucoup à désirer, on y trouve au moins les choses les plus essentielles et un luxe de propreté culinaire qui dédommage du reste. — Ce ne sont ni les commodités ni les agréments de la vie de Graefenberg (que peu de nos lecteurs seront dans le cas de visiter), que nous nous attacherons ici à décrire. On ne peut guère s'attendre à y trouver toutes les jouissances d'Ems et de Karlsbad; d'ailleurs on ne vient point ici pour son plaisir et le temps s'y passe tout autrement que dans les lieux de bains. Là, on se réunit le matin autour d'une source; on se promène, puis on déjeûne, on dîne, on fait des parties et le soir on danse ou l'on joue. — Ici, l'occupation tient lieu de tout. Chacun travaille à sa cure et la journée est souvent trop courte pour faire tout ce qu'elle exige. — D'abord, commence à 4 heures du matin la transpiration qui dure jusqu'à 9 ou 10; ensuite vient le bain, la promenade, le déjeûner, la douche ou le bain de siége, puis le dîner à midi. — Après le dîner, la promenade, la transpiration, le bain, le souper, le bain de siége, le bain de pied, etc., et enfin on se couche à 10 heures pour recommencer le lendemain à 4 heures.

La cure de Graefenberg est une cure laborieuse, héroïque, elle ne laisse au malade aucun loisir. S'il n'est occupé à une chose, il est occupé à une autre et toujours dans un sens utile à l'amélioration de sa santé, à l'augmentation des forces si nécessaires pour supporter les crises qui sont inévitables dans la plupart des maladies graves. En général tout ici tend à fortifier le corps, à vivifier la peau, à reproduire les maladies mal guéries, à développer le germe de toutes celles qu'on a en soi, à pousser au dehors les virus et matières morbifiques, non à la manière des médicaments, mais d'ordinaire en couvrant le corps d'éruptions, d'élevures, d'aposthêmes, toutes choses qui ne peuvent être l'affaire d'un jour ; aussi n'est-il guère possible de déterminer d'avance la durée du traitement de chacun. Pour se livrer à cette cure et en recueillir les fruits, il faut du temps, de la patience, et de la persévérance. La déesse Hygie accorde à l'Hydrosudopathie toutes ses faveurs, c'est chose dix-mille fois prouvée ; mais on doit les acheter par son courage, par 2, 3, 4, 5, 6, 7, 8 et 10 mois d'épreuves et savoir quelquefois supporter la fièvre et les souffrances passagères qui la provoquent. Je veux parler ici des cas graves, de ces maux qui ont résisté à tous les efforts de la médecine ordinaire * ; car la plupart des maladies, prises dans leur principe, ne demandent souvent que quelques heures et tout au plus quelques semaines pour être complètement guéries.

Toutefois les difficultés que cette cure présente n'en éloignent pas les malades, la perspective d'une sûre et parfaite guérison en augmente chaque année le nombre. En voici le chiffre depuis 1830 ; car jusque là, la sollicitude désintéressée de M. Priessnitz ne s'était guère étendue qu'aux habitants des campagnes, avec lesquels il a fait toutes ses expériences et auxquels il continue ses soins sans aucune sorte de rétribution ; mais dans l'établissement qu'il a été autorisé à former, se réunissent des personnes appartenant aux classes élevées, pouvant satisfaire à leurs dépenses.

Années.	Nombre de personnes inscrites.
1830	54.
—31	64.
—32	118.
—33	206.
—34	256.
—35	342.
—36	469.

* Tels que la goutte, les rhumatismes, les fistules, les maladies de peau, les maladies secrètes invétérées, la carie des os, les pituites intestinales, les hémorroïdes, les fleurs-blanches, le cancer, les mauvaises circulations de sang, les membres perclus, tremblants, desséchés, etc., etc.

La progression de ce chiffre montre assez la faveur dont jouit l'établissement de Graefenberg, à l'extension duquel se refuse le propriétaire. Ses motifs sont nobles : se devant à chacun de ses malades, il lui deviendrait impossible de diriger leur cure si le nombre s'en multipliait à l'infini. — 250 personnes au plus pouvant à la fois trouver place, tant dans le hameau que dans l'établissement même, on se fera facilement une idée de la difficulté qu'on a eue à s'y caser l'année dernière, pendant la belle saison. Aussi la petite ville de Freiwaldau en a-t-elle profité pour former une succursale dans laquelle on reçoit les malades qui ne peuvent être admis à Graefenberg.

Cette succursale n'est pas la seule : plusieurs autres établissements viennent de s'élever en divers lieux ; d'autres se préparent et partout ce sont des médecins qui les ont formés : voici les noms de ceux qui sont parvenus à notre connaissance, et que nous avons visités :

1° M. le docteur Emel, à Kaltenleitgeb, près du village Rodaun, à deux heures de Vienne.

2° M. le docteur Niderfuhe, à Kantzendorff, près de Neurode, dans le comté de Glatz.

3° Le docteur Lehmann, dans la propriété de M. Schaubert, à Obernik, près Trebnitz à 3 meilen de Breslau.

4° Plusieurs autres, nous assure-t-on, sont à la veille de s'ouvrir en Bavière, en Saxe, en Wurtemberg, etc.

III.

Procédés de la Cure Hydrosudopathique.

La cure hydrosudopathique est en dehors de tous les systêmes connus de médecine. Elle ne se rattache à aucun d'eux, ni par le fond, ni par la forme. Elle est tout entière le fruit d'une idée nouvelle, de l'expérience et de l'observation. L'auteur, sans sortir de son vallon est parvenu à des résultats qui étonnent, qui subjuguent tous les témoins des cures qu'il opère. Son diagnostique égale sa confiance dans la puissance des moyens qu'il emploie. Absorbé par ses devoirs, jamais il ne s'est laissé distraire par les bourdons de sa contrée. Cette conduite sage et mesurée lui a concilié, l'estime, la considération dont il jouit et fait prévaloir, à la cour de Vienne, comme partout, le mode de traitement qui nous occupe.

1° Régime.— Avant de décrire les divers procédés de cette cure, nous allons dire quelques mots du régime, qui nous semble reposer sur des bases non moins nouvelles que le traitement lui-même.

De tous les êtres qui se meuvent sur la terre, l'homme est le seul qui sache se nourrir d'aliments chauds ; mais cette connaissance lui est-elle utile ? M. Priessnitz pense le contraire et s'appuie sur des faits qui ne laissent aucun doute dans notre esprit.— L'homme étant sujet aux mêmes lois que les animaux, ne peut manquer aussi d'éprouver les mêmes altérations dans les organes digestifs. Ainsi deux porcs qui ont été nourris, l'un d'aliments froids et l'autre d'aliments chauds, présentent cette différence que l'estomac et les intestins du premier sont blancs et forts, que ceux du second sont en dedans d'un jaune brun, ont perdu leur élasticité, et se déchirent comme du papier. Les vaches auxquelles on donne une nourriture chaude ne fournissent non plus un lait, ni aussi bon ni aussi abondant. Enfin, il est prouvé par des expériences comparatives de 10 années que le bétail nourri de choses chaudes * est sujet à beaucoup plus de maladies que celui qui ne reçoit que des aliments froids.— Ces diverses expériences servent de corollaire à une foule d'autres observations de notre cher Hypocrate qui, dès sa dix-huitième année, expérimentait sur le froid et le chaud sous le rapport hygiénique. Il avait déjà vu que le froid et le grand air donnent de l'appétit ; que l'air renfermé et les grandes chaleurs nous en privent ; que les boissons froides vivifient et que les boissons chaudes énervent. La foule des malades, qui dès-lors encombrait sa maison, lui fournit de nombreuses occasions d'exercer son jugement et de s'assurer lequel des deux régimes, froid ou chaud, devait prévaloir. Le régime froid a prévalu pour lui, sa famille et ses malades. Toutefois, par une concession faite aux habitudes de ces derniers, le régime froid n'est pas absolu : le dîner dans son établissement se compose d'aliments chauds et d'eau froide pour boisson.

Mais le déjeûner et le souper n'ont rien de chaud ; ils consistent, l'un et l'autre, dans du lait frais, lait exquis des montagnes, du pain et du beurre.

La boisson obligée, la seule en usage à Graefenberg, est une eau de source claire et limpide comme le cristal,

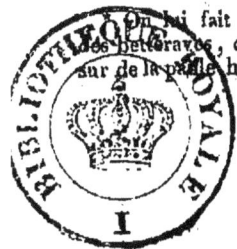

* On lui fait en Allemagne une sorte de soupe avec des pommes de terre, des betteraves, etc. et du sel. Quand elle est cuite, on la verse dans des auges sur de la paille hachée.

*

une eau délicieuse, froide en été comme en hiver. La règle est d'en boire 4 à 6 carafes, c'est-à-dire 16 à 24 verres dans le courant de la journée et lors des repas pour activer et faciliter la digestion qui se fait toujours bien quelques soient les aliments, s'ils sont noyés dans ce liquide. Aussi sur la table de M. Priessnitz, se servent impunément des viandes réputées indigestes et jamais personne à notre connaissance n'en a ressenti la plus légère incommodité. — Si le régime de Graefenberg était plus léger et tel que le veulent MM. les médecins, il ne serait d'abord ni assez substantiel, ni capable d'augmenter les forces si nécessaires pour supporter la cure et les diverses crises dont nous serons dans le cas de parler.

En général, M. Priessnitz recommande à ses malades de bien manger, de manger de tout et de boire beaucoup en mangeant; d'abord parce que l'eau refroidit les aliments et que l'estomac rempli d'eau ne se charge jamais trop de nourriture. Les véritables adeptes font comme les Anglais, ils ne mangent jamais de soupe. Une des raisons qui le portent à laisser manger toute chose pendant la cure, *excepté les mets épicés*, c'est afin que ses malades, de retour chez eux puissent ne pas être incommodés d'une nourriture plus forte, ce qui arriverait très certainement, si leur estomac avait été pendant plusieurs mois soumis à un régime sévère.

2° LA TRANSPIRATION; — La transpiration est l'ame de la cure et l'un des principes de l'Hydrosudopathie. Sans la traspiration la cure de Graefenberg serait imparfaite. L'eau réduite à elle-même serait insuffisante dans une foule de cas; mais unie à l'exsudation, elle devient un puissant véhicule pour pousser à la peau les humeurs peccantes. — Les sudatories ou étuves des anciens, celles des Russes, des Grecs, des Turcs, etc., nous montrent que toutes les nations ont connu et connaissent les bons effets de la transpiration. Mais l'art de la provoquer, de l'activer et d'y mettre fin sans prostration ni danger, est une découverte précieuse, qui méritera à M. Priessnitz la reconnaissance des siècles.

Dans son établissement on ne fait usage pour exciter la transpiration ni d'étuve ni de chaleur artificielle. Chacun transpire dans son lit, c'est-à-dire sur son lit, dans une couverture de laine, sans draps ni chemise. On étend la couverture de manière qu'elle tombe plus dans la ruelle que sur la rive; qu'elle dépasse le pied du lit et qu'elle ne puisse former, tout en couvrant bien les épaules et le col, le moins gros bourrelet possible sous le menton du malade, qu'on enveloppe d'abord avec cette partie de la couverture qui tombe sur la rive. On commence par la pointe supérieure qu'on passe sur la poitrine et qu'on fixe sous les épaules. On passe ensuite à la partie inférieure qu'on enroule autour des jambes et des pieds, auxquels on fait une sorte de bonnet phrygien bien serré du bout de cette même partie de la couverture. On croise enfin la seconde partie sur la première, en commençant toujours par la pointe supérieure que l'on coule sous les épaules ; puis on enfonce avec les mains le bord de la couverture sous le malade, on l'enroule autour des jambes et des pieds avec beaucoup de soin. Quiconque a l'habitude d'emmaillotter les enfants s'acquittera avec succès de cet emballage, qui demande du reste assez d'intelligence. — Si le malade a placé ses bras des deux côtés de son corps pendant l'opération, il lui sera facile de les mouvoir ensuite sans déranger la couverture. — Comme elle serait insuffisante pour concentrer la chaleur naturelle du malade, on ajoute un lit de plume, et quelquefois deux s'ils sont peu fournis, qu'on presse fortement autour de son corps; d'abord en plaçant l'extrémité supérieure sous le menton ; en poussant les coins sous les épaules, autour des pieds, et en croisant les bords sous le malade, qui est couché, sur le dos et obligé de garder cette position et de ne pas faire trop de mouvement, sans quoi le lit de plume venant à se déranger, il faudrait avoir là quelqu'un auprès de soi pour réparer le dommage; ce qui n'est pas toujours possible.

Nous avons obvié à ces divers inconvénients par l'addition d'un lacet qui rend notre propre emballage tout-à-fait compacte et nous permet de nous tourner en tous sens, sans en troubler l'harmonie. A cet effet, nous avons placé sous le lit de plume, sur lequel nous couchons, quatre cordons sans fin. Ainsi, lorsque l'emballage ordinaire est fini, on passe le lacet dans ces cordons qui, rapprochant le lit de plume inférieur des lits de plume supérieurs, donne à tout le système le degré de solidité désiré. — Pour le rendre plus utile encore, nous nous faisons couvrir les épaules, comme d'un schall, avec le bout de ce lit de plume inférieur, dont les pointes sont ramenées sur notre poitrine et maintenues dans cette position à l'aide du lacet. — Quand l'opération est terminée, on s'assure si le corps n'est pas trop à l'étroit dans son étui, si le col et la poitrine ne sont pas trop serrés ; quelques mouvements suffisent pour se procurer un peu de large.

Indépendamment de cet objet nous avons aussi trouvé moyen de ménager notre poitrine : chacun appele et crie de son lit quand il a besoin de son serviteur; mais souvent ce serviteur est loin, ou il n'entend pas, il faut crier en-core. — Une sonnette était une chose utile. Mais comment s'en servir quand on a les mains empaquetées aussi bien que le reste du corps?

Après avoir fait placer une sonnette comme il y en a dans toutes les chambres à coucher, nous avons résolu ce petit problème en fixant, à la tête de notre lit, un anneau dans lequel passe le cordon de la sonnette, dont le bout descend sur notre poitrine. Ainsi, grâce à ce cordon qu'on emballe avec nous, grâce à l'angle-obtus que forme notre anneau, nous sonnons sans difficulté et nous sommes dispensés d'appeler.

Lorsque la sueur s'est manifestée, qu'elle commence à ruisseler sur le corps, on donne de l'air au malade, en ouvrant soit la porte, soit la fenêtre et on lui donne à boire toutes les, 10, 15, 20, ou 30 minutes. — Au commencement de la cure on ne boit que 1/4 de verre d'eau à la fois. Dans la suite on en boit un verre entier. — Il faut, pendant un instant, après avoir bu, se frotter les mains l'une contre l'autre, cette action développe de la chaleur et porte à la peau.

La durée de la transpiration varie selon les cas : tel ne transpire, parce qu'il est faible, que 1/4, 1/2, 3/4 d'heu-res; tel autre peut le faire 1, 2, 3, 4, 5, 6 et 7 heures de suite. En général on transpire peu au commencement de la cure. — La durée de la transpiration ne se compte que du moment où elle s'est manifestée et non de celui où le malade est empaqueté. — Il y a des individus chez lesquels la sueur est tellement abondante qu'elle pénètre tout le lit et tombe dans des vases placés dessous pour la recevoir. Nous en avons vu recueillir ainsi 2 à 3 bouteilles à la fois.

On sert ordinairement à déjeûner dans leur lit aux per-sonnes qui transpirent long-temps. C'est-à-dire qu'on leur fait manger une beurrée et boire un verre de lait frais. — L'eau ne doit pas être long-temps gardée dans l'apparte-ment ; il faut la boire s'il est possible fraichement puisée à la source. En séjournant dans la carafe, elle perd de sa saveur et de son carbone.

Afin de boire aussi souvent et aussi peu à la fois que nous le desirons, nous avons imaginé de suspendre, à l'aide d'un chevalet, un petit seau, en forme de cône, au-dessus de notre lit. A ce seau est adapté, dans sa partie inférieure, un tube d'aspiration. A ce tube, long de deux pieds est fixé un fil de soie qui, passant sous notre menton, nous sert à abaisser le tube. Nous avons placé un contre-poids de l'autre côté du seau qui le porte à reprendre sa position verticale, aussitôt que nous avons bu. Ce seau, entre les bras du chevalet, repose sur un cordon placé horisontalement. Ce cordon l'empêche de vaciller et conserve la direction au tube que nous n'avons qu'à abaisser pour nous en servir.

3° GRAND BAIN OU BAIN DU BASSIN; — La manière de quitter son lit, de mettre fin à la transpiration n'est pas moins extraordinaire que celle de l'activer. Le moment étant venu, on débarrasse le malade de ses lits de plume; on lui met aux pieds des pantoufles de jonc, on l'assied sur le bord de son lit, toujours dans sa couverture; puis on lui présente de l'eau froide avec laquelle il se mouille lui-même le front et la poitrine et s'étant enveloppé la tête et le corps de cette même couverture, il descend ainsi enveloppé deux étages. Arrivé au bord du bassin, il jette sa couverture de côté, se mouille la tête et la poitrine et s'y plonge tout couvert de sueur quelque soit la saison.

Ce bain, ne dure le premier jour, que le temps de s'y plonger. On a hâte d'en sortir, tant la sensation est pénible; mais insensiblement la peau se fortifiant, on y reste 1/2, 1, 2 et 3 minutes.

La température de l'eau n'a jamais, dans les plus grandes chaleurs, au-delà de 7 degrés Réaumur. En hiver elle descend jusqu'à 2, et dans les froids de 15 à 20 degrés, presque au point de congélation.

Cette eau, prise à diverses sources, est amenée dans l'établissement, des parties supérieures de la montagne par des conduits perforés. Elle parcourt sous terre, dans ces tuyaux, environ 1300 toises.

4° BAINS DES COMMENÇANTS. — Ce que nous venons de dire ne concerne que les malades déjà familiarisés, ou à-peu-près, avec la cure; car ceux qui la commencent ne se plongent pas immédiatement dans le bassin d'eau vive. Ils mettent fin à la transpiration dans une baignoire, au fond de laquelle on a versé 2 à 3 pouces d'eau et dont on a élevé la température à 12 ou 15 degrés. C'est dans ce peu d'eau, que le malade réchauffe encore de sa chaleur naturelle, que, pendant une minute, il s'éponge et se frotte en même temps tout le corps, dans le but de vivifier la peau et d'activer la circulation. — Cette sorte de noviciat dure environ une semaine pour la majorité des malades et subit quelques modifications : les deux premiers jours, on se mouille, on se frotte, on s'essuie, on s'enveloppe de sa robe de chambre et on va s'habiller. Les deux jours suivants on quitte un moment la baignoire pour essayer l'eau du bassin, puis on rentre dans la baignoire, dont l'eau semble chaude comparativement à celle du bassin. Le cinquième et le sixième jours, on passe de la baignoire dans le bassin sans retourner dans la baignoire, et le septième enfin, sans plus d'intermédiaire, on se plonge dans le grand bassin que redoutent les néophites. Il est pour eux un objet d'épouvante, comme il le fut pour nous qui, de notre vie, n'avions pris de bains froids.

Lorsque les malades ne sont pas en état de marcher, on transporte dans leur chambre une autre baignoire, dans laquelle ils mettent fin à la transpiration en s'épongeant et se frottant comme nous venons de le voir. — La quantité d'eau est la même, ainsi que la température.

Bains de crise. — Ce bain est le même que le bain des commençants. Nous ne le différencions que pour nous rendre plus clairs, lorsque dans la suite nous serons dans le cas d'en parler. — Dans les fortes crises, c'est dans ce bain que les malades mettent fin à la transpiration, où, ils se lavent et se frottent en sortant du lit, s'il ne leur est pas permis de transpirer.

5° BAINS DE SIÉGE. — Le bain de siége fera fortune en France, car il est déjà tout acclimaté, mais sous un autre nom. A Paris il est le bain le plus usité des petits maîtres, des jolies femmes et de toutes celles qui, sans l'être positivement, recherchent la propreté et tiennent à conserver longtemps leur fraicheur et l'éclat de leur teint. — Il y a cependant cette différence qu'à Paris on s'assied dessus pour quelques instants et qu'ici on s'assied dedans pour 20 minutes, 1/2 heure, 1 heure, selon le cas. C'est-à-dire jusqu'à ce que la chaleur se manifeste de nouveau dans la partie immergée.

Le meuble est ici simplement un baquet en bois de sapin, il n'est élevé au-dessus du sol que de 4 pouces et 1/2; son diamètre ordinaire est de 18, et ses parois sont de hauteur différente : la partie qui sert de dossier a en dedans, 12 pouces et 1/2; celle qui lui est opposée 7 et 1/2. — Une fois assis dans ce baquet et dans les 2 ou 3 pouces d'eau froide qu'on y verse, on se lave comme dans un bidet; l'on se frotte en se mouillant de temps à autre le bas-ventre. — Tel est le bain de siége, le bain quotidien de Graefenberg, bain auquel on reconnaît une foule de propriétés. Essayons de les énumérer :

1° Le bain de siége fortifie les organes de l'abdomen, active la circulation du sang et la prive de toute chaleur fébrile.

2° Il est d'un grand secours dans les rétentions d'urine,

les crampes d'estomac, le cancer, les hémorroïdes, les fleurs blanches, le choléra, etc.;

3° Il sert d'excitant; il attire les humeurs, les divise, leur donne une autre direction, vivifie les parties génitales; etc. Si pendant la durée de ce bain, il advenait des congestions au cerveau, il faudrait immédiatement appliquer un linge mouillé sur la tête.

Le moyen de diminuer la durée du bain de siége et des bains de pieds dont nous allons parler, est de se bien couvrir; car alors la chaleur du corps réagit sur la partie immergée et le calorique qu'elle dépense lui est plus promptement restitué. — Plus jeune est le malade, moins de temps il faut pour produire cette réaction : au jeune âge la chaleur du sang est naturellement plus intense que dans la vieillesse.

6° BAINS DE LA PLANTE DES PIEDS. — Il se prend dans 1/2 pouce d'eau froide et ordinairement dans le baquet du bain de siége. — On se frotte les pieds l'un contre l'autre pendant le bain et mieux encore avec les mains si l'on n'a personne pour en remplir l'office. Les pieds ne tardant pas à réchauffer cette petite quantité d'eau, qui quelquefois est toute absorbée et dépensée par l'action du frottement, la durée de ce bain est fort courte.

7° BAINS AU-DESSOUS DE LA CHEVILLE DU PIED; — Il se prend dans le même vase et de la même manière que le précédent. Les frictions sont d'usage dans tous les bains.

8° BAINS AU-DESSOUS DU GENOU; — A mi-cuisse et jusqu'à l'aîne. — Il se prend dans un baquet fait exprès, haut et étroit, aussi souvent d'une jambe que de deux, car s'il n'y a qu'une jambe de malade, c'est elle qu'on cherche à fortifier, ainsi on la baigne seule. Pour prendre le bain de cuisse, on s'assied sur une sorte de chevalet placé sur le haut du baquet. Ce bain dure ordinairement 3 à 4 heures, c'est-à-dire jusqu'à ce que la jambe ait reconquis toute sa chaleur ou à peu près. — Les frictions étant recommandées, comme nous l'avons dit, dans toute espèce de bains, on sort de temps à autre la partie immergée pour la frotter. Après ce bain, comme après tous les autres il faut marcher si l'on peut, car la partie immergée qui ne sentait plus de froid dans l'eau en éprouve ensuite que l'exercice dissipe promptement.

9° BAIN DE TÊTE; — Au-dessus de la nuque. On prend ce bain en se couchant sur le dos, la tête renversée dans une cuvette ou une assiette à soupe.

10° BAIN DE VISAGE; — On se plonge le visage dans une

cuvette tantôt d'un côté, tantôt de l'autre et l'on se frotte le visage de temps à autre.

11° BAIN DE NEZ ; — On se met le nez sur une cuvette on aspire, on renvoie l'eau aspirée et l'on se frotte comme dans tous les bains.

12° BAIN D'YEUX ; — On se plonge la figure dans l'eau et on frotte les paupières.

13° BAIN DE BOUCHE. — Ce bain consiste à prendre, à agiter de l'eau froide dans la bouche et à l'y garder jusqu'à ce qu'elle soit chaude, puis on en prend de nouvelle.

14° BAIN D'OREILLES. — On se met l'oreille dans une cuvette et on la frotte de temps à autre.

15° BAIN DE MAIN ET DE BRAS. — On place la main ou le bras dans une cuvette et on frotte de temps à autre. Ce bain est comme les bains de pieds, il faut y laisser la partie malade jusqu'à ce que la chaleur y renaisse.

La théorie des divers bains, dont nous venons de parler, est la même que celle du bain de siége. Dans ces bains il y a action et réaction : l'eau froide soustrait la chaleur des parties immergées, la circulation répare ces pertes et fournit à ces mêmes parties de la force en même temps que de nouveau calorique ; mais cette déperdition de chaleur active tous les fluides, agit sur les humeurs, les déplace, les attire vers la peau, surtout vers les extrémités, et produit ce que nous voyons à Graefenberg, des éruptions de toute espèce.

16° DOUCHES. — Il y a à Graefenberg deux sortes de douches : celles de l'établissement, qui ne sont pas disposées de manière à produire un grand effet ; et les douches de la forêt, douches par excellence, mais qui ne sont pas en usage toute l'année. La raison en est qu'elles sont placées dans la montagne à une demi-heure de chemin de l'établissement et que rien ne les garantit des injures de l'air. Elles sont au nombre de cinq : trois pour les hommes et deux pour les dames. Elles sont servies par une source abondante dont la température s'élève de 3 à 6 degrés au plus. L'eau arrive dans les lieux préparés pour en recevoir l'action, par des augets suspendus, desquels elle s'échappe à dix ou douze pieds du sol, sous un volume d'un pouce et demi de diamètre. — Le malade présente à cette colonne d'eau toutes les faces de son corps et en dirige particulièrement l'action sur les parties souffrantes. On ne doit doucher que faiblement la tête et la poitrine. — Cette manœuvre dure ordinairement 5 à 6 minutes, quelquefois 8 et 10, et dans des cas particuliers 15, 20, 30 et jusqu'à 60. On sort de là le corps dispos et rouge comme une écrevisse.

On s'habille, on descend la montagne à grand pas, si on le peut toutefois, et de retour à l'établissement, on est tout étonné de se trouver en transpiration.

Les douches sont particulièrement utiles dans les maladies mercurielles, rhumatismales, goutteuses, hémorroïdales, dartreuses, scrofuleuses, etc., etc. Elles remuent les humeurs, les attirent à la peau, en provoquent l'évacuation à l'aide de la transpiration et des crises toujours si désirées des malades. L'effet des douches est plus prompt et plus salutaire au printemps qu'en automne. En général les cures difficiles se font mieux à la fin de l'hiver et au printemps que dans le reste de l'année.

17° Injections intestinalles. — Le bain intestinal, ou clystère, qui se compose d'un verre d'eau froide, a de nombreuses propriétés; elles se manifestent particulièrement dans les diarées, les constipations, les flatulences, le choléra, les inflamations d'entrailles. M. Priessnitz compare l'effet du clystère d'eau froide, dans ce dernier cas, à celui de l'eau dans un incendie. — Tant qu'on ne conserve le clystère que quelques minutes, il fait peu d'effet. Il faut arriver à le retenir 10 à 15 minutes. Alors non seulement les effets en sont salutaires, mais bientôt les intestins l'absorbent entièrement et on n'en voit plus vestige. Lorsqu'on est parvenu à ce resultat; pour que la cure soit complète, il faut en continuer l'usage pendant un mois et l'année suivante reprendre de nouveau le même bain intestinal. C'est ordinairement le soir en se couchant que l'on prend ce bain. Si on fait entrer 3 pouces de la canule dans l'anus, on conserve le clystère avec plus de facilité, il en est de même lorsqu'on le prend étant couché sur le côté.

18° Injections de la matrice. — Elles s'opèrent à l'aide de l'eau froide, à la manière du bain intestinal. Elles sont employées dans toutes les maladies de cet organe, le cancer, les fleurs blanches, etc.

19° Ceinture mouillée. — Les malades, dont l'estomac et le bas-ventre ne sont pas en ordre, portent une ceinture mouillée. — Cette ceinture n'est autre qu'un essuie-main long de 5 pieds environ. On en mouille 15 à 18 pouces, c'est-à-dire autant qu'il en faut pour couvrir l'abdomen; et le reste, qu'on en roule autour du corps, vient recouvrir la partie mouillée et un peu pressée. La sensation du froid est à peine sensible : elle dure un instant et est presque immédiatement remplacée par un sentiment de chaleur qui fait plaisir. On garde cette ceinture le jour et la nuit et on ne la renouvelle que lorsqu'elle est tout-à-fait sèche. Cette ceinture fortifie l'abdomen et active la digestion. Elle est précieuse contre les crampes d'estomac, etc., etc.

20° COMPRESSES MOUILLÉES. — Les linges mouillés ne diffèrent en rien de la ceinture mouillée. Leur application repose sur le même principe. On s'en sert dans toutes les inflammations de poitrine et autres, sans les recouvrir de compresses sèches; car alors leur action est de soutirer la chaleur. Dans ce cas, on les renouvelle toutes les 5 minutes.—Lorsqu'au contraire, elles sont employées à appeler la chaleur, à la concentrer sur un membre endurci, rétréci ou à couvrir des plaies, des éruptions ou toute autre partie du corps non enflammée, il faut les couvrir de compresses sèches et ne les renouveller que lorsqu'ils sont devenus secs. La merveilleuse utilité des linges mouillés est facile à constater.

21° DRAP DE LIT MOUILLÉ. — Nous avons montré la manière dont les malades se font emballer dans une couverture; c'est ici le même cas : on se fait emballer dans un drap de lit mouillé et pressé. A cet effet, on place le drap sur la couverture et le malade se couche sur le drap, dont on recouvre avec soin toutes les parties de son corps. Puis on procède à l'emballage comme de coutume. Dans l'inflammation des poumons on renouvelle ce drap six fois dans une heure, c'est-à-dire toutes les dix minutes. Il en est de même dans toutes les maladies aiguës. Dans d'autres cas il suffit de les renouveller deux ou trois fois par heure et toujours lorsqu'ils sont secs. Pour plus de clarté, nous citerons des exemples de l'emploi du drap mouillé, dont les propriétés sont aussi nombreuses qu'admirables.

22° FRICTIONS HUMIDES. — Les frictions humides qui ont servi de point de départ à l'auteur de l'Hydrosudopathie, sont employées, comme nous l'avons vu, dans les bains externes. Dans tous, on se frotte pour fortifier les parties malades, développer de la chaleur, activer la circulation et attirer les humeurs vers la peau. On se frotte également sous la douche; et, en outre, dans la plupart des cas, on se frotte encore plusieurs fois dans la journée toutes les parties malades. — En parlant de la transpiration, nous avons dit que c'était l'activer que de se frotter les mains, l'une contre l'autre, après avoir bu; mais il serait mieux encore, et cela est recommandé, de se frotter les parties malades, si elles sont à portée des mains. Les frictions pendant la transpiration sont d'une grande utilité.

IV.

Marche ordinaire de la cure.

Retracer la marche de la cure de Graefenberg devrait être chose facile, car les éléments qui la composent sont peu nombreux : et cependant c'est en quoi nous craignons d'échouer. La difficulté ne gît que dans les procédés : savoir les employer à propos et dans des cas convenables, c'est ce qui fait le mérite de M. Priessnitz, dont la diagnostique et l'expérience sont si précieuses à ses nombreux patients. Beaucoup de gens ont tenté de décrire ce qui se passe dans son établissement, tant dans les journaux que dans de nombreuses brochures, et tous sont restés au dessous de la vérité. C'est qu'il y a dans la pratique de M. Priessnitz quelque chose d'insaisissable. Cela vient de ce qu'il modifie ses procédés, non positivement en raison des maladies, mais plutôt en raison de la force ou de la faiblesse des sujets qu'il traite. Ces modifications sont telles qu'il lui serait impossible, à lui-même, dit-il, d'écrire ou de dicter quelque chose qui pût servir de règle ; vu qu'on ne peut connaître d'avance les diverses phases de la maladie, ni prévoir tous les incidents qui peuvent survenir et auxquels il faut obvier. Quand une chose ne réussit pas, dit-il, il faut tourner la cure ; c'est-à-dire faire le contraire de ce qu'on a fait, employer l'eau d'une autre manière. Toutefois, ce n'est pas à dire qu'on ne puisse parvenir à éclairer cette matière et à doter l'humanité d'un manuel pratique à la portée du plus simple cultivateur. — Qu'une personne, d'un esprit méthodique vienne à Graefenberg, affligée comme nous l'étions, d'une de ces maladies qui ont résisté à tous les efforts de l'art, elle expérimentera sur elle-même, enregistrera tous les faits qui se passeront sous ses yeux et en les comparant entre eux, elle en déduira indubitablement une théorie qui rendra la pratique de l'Hydrosudopathie facile pour tous. C'est dans ce sens que la découverte de de M. Priessnitz aurait un haut intérêt pour l'humanité et deviendrait la sauve-garde des familles : il est facile d'ailleurs de tenter de nouvelles expériences ou de répéter celles de M. Priessnitz, qui de proche en proche et sans autre guide que la nature, est arrivé à former école et à traiter avec succès les maladies les plus difficiles.

1° M. Priessnitz, comme nous l'avons vu, soumet tous ses malades au même régime, régime sémi-froid et complètement froid dans les cas graves. Ils déjeûnent en sortant du bain, dinent à midi et soupent à 7 heures.

2° Leur boisson est de l'eau pure fraichement puisée à la source. Chacun dans le cours de la journée en boit de 4 à 6 carafes, c'est-à-dire de 16 à 24 verres, un peu plus, un peu moins, selon la disposition ou la volonté.

3° La transpiration et le bain qui la suit immédiatement, le bain de siége, la douche quand la saison le permet (la ceinture mouillée sur l'abdomen), la promenade après chacun de ces bains, soit dans la salle si le temps est mauvais, soit à l'air libre si le temps est beau, voilà, à peu près, ce qui constitue, avec les repas, l'emploi de la journée de la majorité des hôtes de Græfenberg.

4° La moitié des malades transpire deux fois; le matin de 5 à 10 heures et dans l'après-midi de 3 à 7. — Beaucoup transpirent jusqu'à 11 heures ou midi pour en être dispensés le soir. = Ceux qui ne transpirent que jusqu'à 9 et 10 heures vont à la douche ou prennent un bain de siége avant diner. Les autres y vont de 2 à 4. — Les héros de la cure, c'est-à-dire les plus aguerris ont douché, en 1836, jusqu'au 20 décembre. En 1837, ils douchaient déjà à la mi-février, quoique la terre fut encore couverte de neige et que les glaçons entourassent les douches qui sont sans abris dans la forêt.

5° Ainsi le régime, l'eau, comme boisson, la transpiration, les divers bains pour y mettre fin, les douches, le bain de siége, la ceinture et les linges mouillés, sont les parties saillantes et ordinaires de la cure. Mais la série des procédés que nous avons indiqués dans l'article précédent, suppose des cas, où ceux dont nous venons de parler ont besoin d'auxiliaires. C'est donc le concours de ces divers procédés, qui constitue la cure proprement dite; c'est-à-dire, l'art de traiter avec succès la plupart des maladies, lors-même qu'elles sont réputées incurables, comme le sont presque toutes celles qu'on voit à Graefenberg. — Sur les 469 malades, dont les noms figurent sur la liste de l'année dernière, nous pouvons affirmer qu'il s'en trouvait 450 au moins qui avant de venir s'y établir, avaient épuisé sans aucun succès, toutes les pharmacies et les sources minérales de l'Allemagne. — En général, ce n'est qu'après avoir long-temps et vainement fait usage de toute chose, qu'on se décide et que nous nous sommes décidés nous mêmes à entreprendre la cure Hydrosudopathique, cure que nous allons subdiviser en divers degrés, fin d'en rendre l'explication plus claire et l'application plus facile.

Premier degré. — Tout malade, qui a de l'appétit, qui

dort passablement et ne transpire pas pendant la nuit, ce qui serait un signe de faiblesse, est immédiatement admis à pratiquer la cure du premier degré, la cure ordinaire, dont les procédés sont : 1° la transpiration; 2° le bain; 3° la douche; le bain de siége. — Ces divers procédés quotidiens qui sont également ceux du second degré avec quelque modification, ont un ordre progressif et gradué, qu'on observe avec soin afin d'éviter toute perturbation : la nature, lente dans ses œuvres, laisse grossir le bouton avant de faire éclore la rose. — Ce traitement, qui est d'ordinaire fort court dans les maladies récentes, et fort long dans les maladies invétérées, exerce d'abord une action favorable : 1° sur la peau, en la vivifiant; 2° sur les forces, en augmentant l'appétit, en activant la circulation; 3° sur la bonne humeur, en prédisposant à l'hilarité; 4° enfin sur la santé même en allégeant les souffrances. En effet, le bien-être qu'éprouvent la plupart des malades pendant les premières semaines, est tel qu'on les voit rayonner de plaisir; ils se croient quitte de leurs maux qui, au contraire, se développent comme le bouton de rose dont nous venons de parler, poussent à la peau, produisent tantôt des éruptions, des clous, tantôt des panaris, des abcès aux doigts des mains et des pieds, selon la nature du virus et des humeurs que le corps renferme. ●

Crises. — Ces divers élevures (qu'il faut envelopper de linges mouillés, recouverts de compresses sèches) qui souvent occasionnent des souffrances inouies, sont ce qu'on nomme crises ainsi que tous les maux qui surviennent pendant la durée de la cure. — La nature fortifiée, tendant sans cesse à charier au dehors tout ce qui peut troubler l'harmonie du corps humain, fait de continuels efforts pour rejeter ou porter à la peau les matières morbifiques. C'est la lutte du bien et du mal. Tant qu'elle subsiste ou qu'elle se renouvelle, il faut persévérer dans la cure; et d'un autre côté, il faut éviter de laisser prendre au mal trop d'empire, de le développer trop rapidement; ce qui arriverait si, par trop de précipitation, on restait plus de temps qu'il ne faut dans le bassin et surtout si on douchait outre mesure; car de tous les procédés de M. Priessnitz, c'est la douche qui excite le plus les humeurs et les met le plus en mouvement. Aussi on en discontinue l'usage pendant les fortes crises. C'est particulièrement dans les maladies goutteuses et mercurielles qu'elles occasionnent les plus grandes souffrances. — Non seulement on ne fait plus alors usage des douches, on ne met plus fin à la transpiration dans le grand bassin, mais on ne provoque même plus la transpiration si elle se manifeste d'elle-même pendant la nuit et si la faiblesse est grande.— Alors on ne fait rien autre chose que de se laver en sortant du lit dans le bain de crise et de se faire envelopper d'un drap mouillé, si on a de la fièvre. Ce drap dans lequel on reste plus ou moins de temps selon le besoin, est renouvellé toutes les 10 minutes. On reste ordinairement dans le dernier, jusqu'à ce qu'il soit sec, c'est-à-dire de 15 à 60 minutes. Si la transpiration survient, on y reste un peu davantage, si on le peut, et on se lave ensuite dans le bain de crise, ou simplement en se faisant verser de l'eau sur le corps dans le baquet du bain de siége.

Deuxième degré. — Nous rangeons dans cette cathégorie tous les malades affaiblis par la maladie. M. Priessnitz les fait d'abord peu transpirer, un quart d'heure, une demi heure, une heure et un peu plus lorsque les forces reviennent ; ils mettent fin à la transpiration des semaines entières dans le bain des commençants ; lorsqu'ils sont parvenus à se plonger dans le grand bassin, leur cure rentre dans l'ordre ordinaire, c'est-à-dire dans le premier degré.— Nous comprenons dans le troisième degré les contusions, les entorses, les blessures en tout genre dans la guérison desquelles la transpiration n'étant pas utile, on ne se sert que des frictions humides, des linges mouillés, du bain spécial et aussi de la douche dans les cas graves.— Ces divers procédés n'offrant aucune difficulté, ce que nous en avons dit à l'article de chacun d'eux suffit pour en diriger l'application.

V.

Modes d'action de l'Hydrosudopathie.

L'hydrosudopathie est une nouvelle gymnastique, propre à conserver et à rendre la santé.— Pour l'exercer avec succès, il faut se bien pénétrer des principes sur lesquels elle repose, étudier ses modes d'actions sur le corps humain et considérer les agents qu'elle emploie dans toutes les modifications qu'ils subissent. Le *régime*, les *frictions humides*, la *transpiration*, l'*eau froide* et ses diverses applications, sont ce que nous nommons les agents de la cure hydrosudopathique.

Le *régime* est appelé à fortifier les organes digestifs ; les *frictions humides* à développer la chaleur vitale dans les parties oblitérées ; la *transpiration* à charier au dehors l'acrimonie des humeurs ; l'*eau froide* à dégager et développer le calorique, à vivifier les organes, à fortifier le corps, à activer la circulation, à enlever au sang sa chaleur fébrile; enfin, à tirer à la peau les virus et matières morbifiques.

Le *régime* est entièrement froid dans les cas graves, sémi-froid dans les autres. Les *frictions* s'exercent par tout le corps au commencement de la cure pour fortifier la peau, puis sur l'abdomen, pendant les bains de siége, sur les parties affectées, pendant la transpiration et les différents bains. L'*exsudation* ou transpiration est graduée selon la force des sujets : un malade affaibli par les souffrances ne peut transpirer aussi long-tems qu'un homme robuste.

L'*eau froide* dans ses diverses applications a une action attractive, en ce qu'elle se saisit de la chaleur des parties en contact avec elle, qu'elle en dégage le calorique; répulsive, en ce que le sang, à son approche, s'éloigne des prrties immergées pour y revenir ensuite avec plus de force et d'activité. — L'eau n'agit sur notre organisation que par affinité, que par les perturbations qu'elle excite. En effet, nous ne lui reconnaissons aucune force curative dans le sens attaché communément à ce mot. Le rôle qu'elle joue dans la cure hydrosudopathique est important sans doute; mais c'est comme agent excitateur. La nature, dans toute sa force, sait se passer de secours; mais dégradée par nos habitudes de luxe, nos boissons, nos aliments chauds, notre intempérance, elle tombe dans l'inertie, elle cesse d'être apte à remplir toutes ses fonctions. Les organes, alors sans activité, s'oblitèrent et donnent naissance à une foule de maladies qui dans l'état de nature seraient inconnues à notre espèce.

Les modes d'action de l'hydrosudopathie ne sont autres que ceux de ses divers agents. Ainsi, en imprimant à la circulation une activité nouvelle, elle augmente la vitalité du corps humain. En attirant à la peau, en chariant au dehors l'acrimonie des humeurs, elle rétablit l'harmonie et le jeu des organes.

De l'emploi simultané des bains froids et de la transpiration, naît la santé; de celui des bains froids, des ablutions et des frictions humides, naît la force : c'est le moyen hygiénique des Turcs, des Anglais, et le plus puissant de la nature. — Oui, faites contracter à vos enfants, dès le berceau, l'excellente habitude de ces ablutions, de ces frictions humides : avec elles, s'ils sont réglés dans leur conduite, ils n'auront jamais à redouter la goutte, les hémorroïdes, les rhumes, les rhumatismes, ni enfin cette foule de maux et d'indispositions, qui viennent assiéger la vieillesse et souvent notre âge mûr.

VI.

CHOLERA. — En 1831, le choléra se manifesta à Graefen-berg et sévit particulièrement sur les personnes qui ne suivaient pas le traitement. — Dans cette funeste maladie les intestins se crispent, se retournent ainsi que le col de la vessie, l'urine ne passe plus ; mais aussitôt qu'elle vient à reparaître le danger s'efface et le malade est sauvé. — Sur les 21 cas de choléra qu'il y eut dans ce hameau, aucun ne fut mortel, grâce à l'habileté de M. Priessnitz qui, presque toujours, parvint à maîtriser la maladie et à opérer, en moins d'une heure, un mieux sensible dans l'état du patient. Voici ses moyens de succès :

1° Faire boire au malade de l'eau froide en quantité, jusqu'à produire le vomissement s'il est possible ; — 2° lui frotter le dos, les reins, les bras, les cuisses et les jambes 3° lui envelopper le ventre d'un linge mouillé ; — 4° le faire transpirer ; — 5° si la transpiration ne se montre pas, le faire asseoir dans un bain de siége et le frotter comme nous venons de le dire, en observant toutefois de le bien couvrir ; — 6° lui faire prendre un lavement, puis un second si le premier n'a pas été retenu. — Le lavement ou clystère se compose comme nous l'avons dit, page 19, d'un verre d'eau froide. Quant à l'ordre et à la succession des divers procédés dont nous venons de parler, nous les abandonnons à l'intelligence et aux inspirations de l'opérateur.

Effets remarquables des draps et des linges mouillés.

Fluxion de poitrine. — Mlle Marie * fut atteinte d'une inflammation des poumons dans la soirée du 16 février 1837. M. Priessnitz la fit mettre sur-le-champ dans un drap mouillé. Ce drap fut renouvelé 6 fois dans une heure. Puis elle fut mise dans un bain de siége avec des compresses mouillées sur la poitrine, lesquelles furent renouvelées toutes les 5 minutes. Elle resta une heure dans ce bain, après quoi on la mit au lit, toujours avec des compresses humides, recouvertes cette fois de linges secs. — La nuit fut assez bonne. Le lendemain 17, elle transpira, mit fin à la transpiration dans un bain de crise. (Voir page 16.) Elle conserva les compresses humides, transpira de nouveau dans l'après-midi, mit fin à la transpiration comme le matin, et le 18 elle était entièrement rétablie.

Blessures. — Toute blessure récente est facile à guérir au moyen de l'eau froide. — On commence par laver la plaie, par étancher le sang s'il est possible ; puis on la couvre de compresses humides, qu'on a soin d'arroser lorsqu'elles viennent à se sécher, toujours pour en maintenir l'humidité. — Si la blessure appartient à une partie du corps qu'on puisse plonger dans un vase d'eau, on l'y tient pendant 30 à 40 minutes, c'est-à-dire jusqu'à ce que la chaleur ait reparu dans la partie immergée. Si la plaie occasionne des douleurs, l'immersion les diminuera. — On observera une douce température dans la chambre du malade, si le cas est grave : le froid ne pourrait qu'atténuer défavorablement l'effet des compresses humides et retarder la guérison. Ah ! si les précieuses observations de M. Priessnitz avaient devancé les guerres meurtrières *du grand homme,* que de malheureuses victimes n'auraient pas succombé à leurs blessures !

La grippe. — M. Hultin de Gothenbourg, étant à Graefenberg, ressentit les premières atteintes de la grippe, le 19 février 1837. Le lendemain, M. Priessnitz lui trouvant de la fièvre, le fit mettre au lit, pendant trois heures, dans des draps mouillés, changés avec soin toutes les 10 à 15 minutes. — Cette opération fut renouvelée de la même manière les 21, 22 et 23, et eut un succès complet. Mais on ne peut dire combien l'application des draps de lit mouillés, *si salutaires dans les fièvres,* est rude à supporter. — Nous avons vu M. Hultin dans un état difficile à décrire chaque fois qu'on le changeait d'enveloppe ; heureusement que cette pénible sensation ne durait que quelques instants et que dans les derniers jours, n'ayant plus de fièvre, le contact des draps mouillés devenait pour lui beaucoup plus supportable.

M. Hultin a donc été guéri de la grippe en 4 jours, au moyen du régime et des draps mouillés, renouvelés 25 fois ; tandis qu'à l'égard de M. K..., il a fallu les renouveler, pendant 7 jours, 73 fois.

La toux. — Le moyen de guérir la toux consiste à entretenir, sur la poitrine, des compresses humides jusqu'à parfaite guérison et à boire de l'eau froide : 15 à 30 verres chaque jour.

Maux de dents, fluxions. — Pour guérir les maux de dents remplissez votre bouche d'eau à la température de l'appartement, puis prenez de l'eau froide dans les mains et frottez vous en la figure, avec force et persévérance, jusqu'à ce qu'elle devienne rouge, jusqu'à ce qu'elle s'échauffe, jusqu'à ce qu'enfin le mal disparaisse. Il faut quelquefois travailler une heure ou deux pour arriver à ce résultat, mais on y arrive, le moyen est infaillible. — Si le mal venait à reparaître, mettez-vous de nouveau à l'œuvre et frottez aussi les dents avec une brosse ou même avec les doigts. L'opinion de M. Priessnitz est que le mal cesse aussitôt qu'on a forcé l'humeur visqueuse, âcre, ou peccante, qui cause la douleur, à déloger.

Lettre de M. le baron de Trautson Falkenstein, adressée à l'auteur.

« Je ressentis, dans l'hiver de 1833, les premières atteintes du mal qui m'a amené à Graefenberg. Il se manifesta par une légère enflure au genou droit, qui ne tarda pas à augmenter et à m'empêcher de marcher.

« Le docteur ** me fit mettre des sangsues et me prescrivit un onguent avec lequel je me frottai tout le reste de l'hiver. — Au printemps, je pris des bains de vapeur, tout en continuant l'usage de l'onguent et l'application des sangsues. — Les bains de vapeur diminuèrent un peu l'inflammation, mais me rendirent tellement faible qu'il me fallut y renoncer. On m'envoya alors aux eaux de Tœplitz, où je passai deux mois sans résultat; puis on me fit prendre, pendant six semaines, des pilules d'*argent vif*. Cependant mon état ne s'améliorait pas; bien au contraire, l'inflammation s'était étendue et avait gagné le mollet.

« Je dus enfin subir une opération. — Depuis lors (octobre 1834) jusqu'au mois de février 1836, je ne suis pas sorti de mon lit. — Je n'entreprendrai pas de vous décrire ici tout ce que j'ai souffert, ni tout ce que les médecins ont vainement entrepris pour me guérir : — On m'a fait onze ouvertures tant avec le bistouri qu'avec la pierre infernale. Toutes ces ouvertures communiquaient entre elles par des conduits fistuleux d'où s'échappaient des torrents de matières purulentes. Enfin, après que les médecins les plus célèbres de Berlin, eurent épuisé leur pharmacopée, l'un d'eux déclara qu'il n'y avait plus à balancer : qu'il fallait me couper la cuisse.

« Tel était l'état des choses lorsqu'on me donna le conseil de venir à Graefenberg. Trop faible pour supporter les fatigues du voyage, j'écrivis à M. Priessnitz et commençai la cure chez moi, d'après ses indications. — Aussitôt que je fus en état d'être transporté, je partis de Berlin et arrivai ici le 1er avril 1836. — Depuis lors, je renais à l'espérance : non-seulement les forces me sont revenues, mais ma jambe est presque complètement guérie. Je marche sans béquilles, sans bâton, et comme vous l'avez vu, j'ai pu danser aux fêtes de Pâques. Encore quelques mois et je pourrai aller, après 4 ans de souffrances et 12 à 15 mois de séjour à Graefenberg, reprendre mon service auprès du roi.

« Puisse cet écrit, auquel je vous autorise à donner toute la publicité que vous pouvez désirer, ne pas être inutile aux personnes qui se trouveraient dans une situation analogue à la mienne. »

Graefenberg, le 31 mars 1837.

Le Baron de TRAUTSON FALKENSTEIN,
lieutenant aux gardes de S. M. le roi de Prusse.

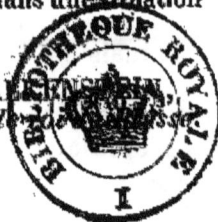

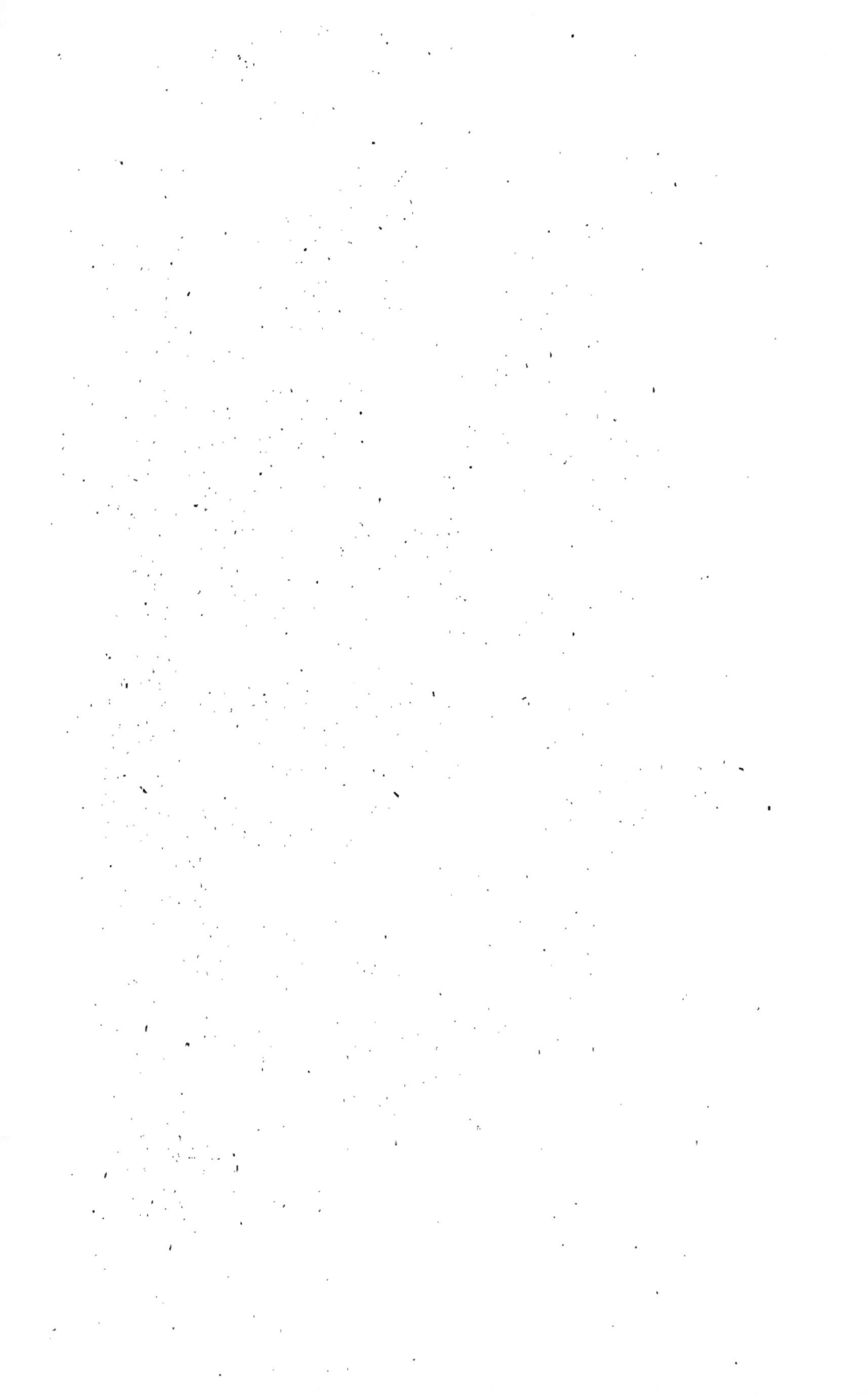

www.ingramcontent.com/pod-product-compliance
Lightning Source LLC
Chambersburg PA
CBHW060504200326
41520CB00017B/4896